TRAITEMENT

DU

CANCER DU RECTUM

Par le Docteur H. BOUSQUET,

Vice-Président de la Société,

Ancien professeur agrégé à l'école du Val-de-Grâce,

Professeur suppléant à l'école de médecine de Clermont-Ferrand,

Lauréat et membre correspondant de la Société de chirurgie de Paris. (Prix Gerdy, 1882),

Lauréat de la Faculté de médecine de Paris. (Prix Chateauvillard, 1886).

Mémoire lu à la Société des Sciences Médicales de Gannat.

GANNAT

IMPRIMERIE F. MARION

GRANDE-RUE

—

1890

TRAITEMENT

DU

CANCER DU RECTUM [1]

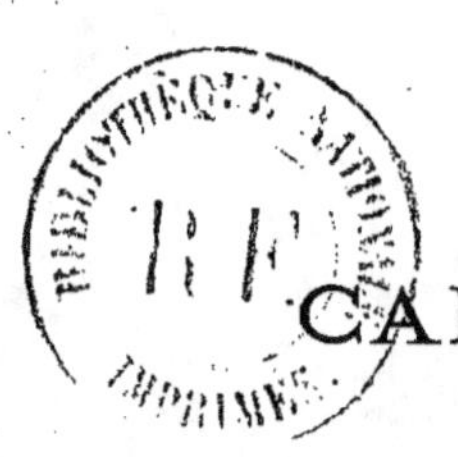

MESSIEURS,

Permettez-moi de vous présenter trois observations de cancer du rectum, intéressantes toutes les trois à plus d'un titre, et qui nous permettront de résumer à peu près la conduite que doit adopter le praticien en présence de cette terrible maladie.

Observation I.

Epithélioma en plaque circulaire de la partie postérieure du rectum. Opération. Guérison.

Dans le courant de mars 1888, Madame X... âgée de 47 ans, habitant les environs de Riom, venait nous consulter pour des troubles digestifs mal déterminés, dont elle souffrait depuis plusieurs années, et pour lesquels elle avait déjà vu nombre de confrères. Après l'avoir examinée fort attentivement, et recherché l'existence d'un néoplasme de l'estomac, que nous faisait

---

[1] Ce mémoire, lu en 1889, avant l'introduction en France de la méthode de Kraske, a été complété avant l'impression, juin 1890.

pressentir la teinte spéciale de la malade et le récit des troubles qu'elle éprouvait, ne trouvant rien, nous pensons à l'existence d'une dyspepsie et ordonnons un traitement en conséquence. Cette dame allait sortir de notre cabinet, lorsqu'elle nous dit en portant la main dans la région anate : « Je souffre bien par là, du côté de l'anus, mais cela n'est rien comparé à mes douleurs d'estomac. »

Sur-le-champ, nous demandons à examiner le rectum et bien nous en prit ; en effet, l'introduction de l'index nous permit de reconnaître l'existence d'une plaque d'épithélioma, située à la partie postérieure du rectum, immédiatement au-dessus de l'anus, et remontant à cinq centimètres au-dessus environ, facile à limiter avec l'index, et se trouvant par conséquent dans les meilleures conditions possibles pour l'opération ; reprenant alors l'interrogatoire, il nous fut aisé de nous convaincre que les divers troubles accusés par cette dame, étaient la conséquence du développement de cet épithélioma. La gravité de la situation fut expliquée au mari, pris en particulier, et après lui avoir fait comprendre toute la nécessité d'une intervention opératoire rapide, il fut convenu que le dimanche 25 mars, nous irions examiner la malade avec notre vénéré confrère le Dr Lagout, et notre ami le Dr Degeorge. Le résultat de notre consultation fut d'affirmer la nécessité d'une intervention opératoire, à laquelle il fut procédé le 4 avril.

Par les soins du Dr Degeorge, la malade fut purgée et l'intestin désinfecté. C'est avec l'aide de ce confrère et le concours bienveillant de notre président actuel, M. le Dr Sahut, que l'opération fut entreprise. M. le Dr Lagout s'était chargé de donner le chloroforme, et voulut bien nous aider de ses conseils.

La malade étant endormie, placée et maintenue dans la position de la taille, le rectum est attaqué en arrière par deux incisions qui circonscrivent un lambeau triangulaire, dont le sommet répond à la partie postérieure de l'anus, et la base à une ligne qui passerait par le sommet du coccyx. Ce lambeau comprend la peau et la graisse épaisse qui la double. Il est taillé avec le couteau du thermo-cautère, de manière à éviter la perte de sang, en dégageant alternativement les tissus, tantôt à droite, tantôt à gauche, nous arrivons bientôt à tailler un large volet, qui nous permet de découvrir la face postérieure du rectum.

Alors, nous aidant du doigt, de la sonde cannelée et du thermo-cautère, nous arrivons à mobiliser à peu près la partie malade, le rectum est dilaté avec le spéculum de Nicaise, et une longue pince sépare, d'abord à gauche, les parties saines des parties malades. Le spéculum étant enlevé, les parties saines, protégées avec un chausse-pied en corne, nous sectionnons lentement le rectum, en ayant soin de dépasser au loin les limites du mal. La même manœuvre est répétée à droite, puis après avoir placé plusieurs fils sur le pédicule, nous enlevons complètement le néoplasme. Nous avons devant nous une vaste plaie qui est touchée vigoureusement au thermo-cautère. Une mèche de gaze iodoformée, roulée de pommade de même nature, constitue le pansement.

L'opération a duré une heure à peine, et nous devons à la vérité de dire que les manœuvres diverses nous ont été singulièrement facilité par la dextérité et l'amabilité de nos aides.

La malade fut abandonnée aux bons soins de son médecin ordinaire, M. le Dr Degeorge. Pendant les premiers jours, grâce à l'escharre produite par le thermo-cautère, il n'y avait presque pas de douleurs, mais après la chute de cette escharre, les souffrances devinrent fort vives ; il y fut remédié par des pulvérisations de solution phéniquée, faites plusieurs fois par jour et par des applications de pommade à la cocaïne et des injections de morphine.

Il n'y eut presque pas de complications, et vers la fin du mois de mai la malade commençait à sortir ; peu à peu l'appétit s'est rétabli, depuis lors elle a augmenté notablement de poids et la guérison ne s'est pas démentie. Nous avons revu la malade en juin 1890, au moment où nous allions corriger ces épreuves, et son état était des plus satisfaisant.

Le procédé que nous avons employé et qui permet d'enlever ainsi facilement les tumeurs du rectum ne nous appartient pas, il nous a été enseigné par notre maître, le professeur Verneuil, et vous le trouverez décrit tout au long dans la thèse d'agrégation de Piéchaud. (Paris, 1883.)

Observation II.

Epithélioma annulaire du rectum. Refus d'opération. Rectotomie linéaire tardive.

Dans le courant de mai 1888, notre excellent confrère, le D' Broquin, de Bort (Corrèze), nous envoyait un de ses malades, pour lequel il nous demandait notre avis. Il s'agissait d'un homme de cinquante-quatre ans environ, que notre confrère avait déjà opéré d'un épithélioma pédiculé du rectum quelques années à l'avance. La récidive s'était produit, et il conseillait à son malade une deuxième opération. La tumeur se trouvant dans des conditions parfaitement opérables, nous encourageons le patient à se laisser faire. Il nous dit qu'il veut réfléchir et consulter les siens; et sur cette fin de non recevoir, il repart pour son pays.

Nous n'avions plus entendu parler de lui, lorsque dans le courant de juillet, le D'Broquin nous écrivit à son sujet. Voici ce qui s'était passé.

Rentré chez lui, cet homme s'était dit : Mon médecin ordinaire et celui que j'ai consulté à Clermont m'ont tenu absolument le même langage, ils veulent m'opérer; donc ces gens-là s'entendent pour me nuire, il faut voir ailleurs. Sur les indications d'un de ses amis, il partit pour Paris, et alla consulter un de ces charlatans qui sont l'opprobre de notre profession et qui promettent « la guérison radicale du cancer sans opération ni douleur. »

Celui, entre les mains duquel il était tombé se servait de courants interrompus; chaque jour un rhéophore était introduit dans le rectum du patient, un autre appliqué sur l'abdomen, et pendant une vingtaine de minutes, ce savant praticien faisait pousser des cris au patient, dans l'intention bien formulée de faire disparaitre le cancer. Le résultat de semblable traitement ne se fit pas attendre. Sous l'influence de ces manœuvres, l'épithélioma envahit le rectum sur une grande hau-

teur et le malheureux revint au pays beaucoup plus malade
qu'auparavant. Reconnaissant alors son erreur, la famille
alla de nouveau chercher notre confrère, le D' Broquin, qui
me pria de venir voir avec lui le malade. Le 15 juillet nous
examinons de nouveau ; l'épithélioma est encore assez peu
élevé pour que nous puissions le dépasser avec l'index, mais,
il est tellement volumineux et paraît avoir envahi les tissus
si profondément, qu'il serait téméraire de songer à l'extirpation.
Aussi nous proposons à la famille de pratiquer la rectotomie
linéaire postérieure, non pas pour guérir, mais pour soulager
le malheureux et lui permettre d'attendre la mort sans trop de
souffrances.

L'opération est acceptée ; le malade étant endormi, le rectum
est dilaté avec le spéculum de Nicaise, puis avec le couteau du
thermo-cautère, nous sectionnons la tumeur dans toute sa hauteur, en ayant soin de dépasser notablement en haut les limites
du mal, et de venir en bas, bien au-dessous, en fendant les tissus sains jusqu'au coccyx. L'opération ne présenta aucune dif-
ficulté spéciale. Nous avons su que le malade en avait éprouvé
un soulagement manifeste, mais beaucoup moins marqué que
celui que nous étions en droit d'espérer ; en tout cas, l'intervention chirurgicale n'a pas hâté sa mort, car il a vécu encore
quelque temps.

Observation III (ajoutée au premier mémoire).

Dans le courant de février 1890, notre confrère, le D' Bassin,
nous adresse un malade porteur d'un cancer du rectum. C'était
un homme de 48 ans, maigre et au teint plombé qui avait un cancer du rectum, remontant très haut. Il était absolument impossible d'atteindre avec le doigt la partie supérieure du mal ; en
revanche, la production morbide commençait à 2 centimètres
au-dessus du sphincter, laissant celui-ci parfaitement libre.

Comme nous avions l'honneur à ce moment-là de remplacer
M. le directeur, dans le service de la clinique à l'Hôtel-Dieu de
Clermont-Ferrand, nous faisons entrer le malade à la salle
Duprat. Nous aurions bien voulu le faire bénéficier de la nou-

velle opération, dite de Kraske, que notre ami Routier venait de décrire à la Société de chirurgie, mais la crainte de ne pouvoir arriver à limiter le cancer par sa partie supérieure nous empêcha de donner suite à cette idée. Comme le malade avait de violentes douleurs, qu'il émettait à grand peine des selles diarrhéiques et rubanées, et qu'il demandait instamment à être soulagé, nous nous décidons à tenter sur lui la colotomie-iliaque, d'après la méthode de Verneuil. L'opération pratiquée le 4 mars, ainsi que nous la décrirons dans la suite, eut d'abord un plein succès. Trois semaines après, le malade allait bien et commen-çait à se lever. A ce moment, il se produisit sur un des côtés de l'anus un point de sphacèle, dont nous ne nous étions pas aperçu. Nous fûmes très surpris un matin de voir sortir par une petite plaie un morceau d'épiploon ; le malade fut pris de péritonite et mourut en quelques jours.

Les trois observations précédentes nous paraissent particulièrement intéressantes, car, ainsi que nous avions l'honneur de vous le dire en débutant, elles nous montrent la conduite que doit tenir le chirurgien, dans les diverses périodes que présente dans son développement le cancer du rectum. Nous la résumerons comme suit :

1° Le néoplasme est situé à la partie inférieure de l'organe, il est facilement accessible, ne remonte pas à une hauteur trop grande, et n'a pas d'adhérences profondes. Deux cas peuvent ici se présenter :

(a) La tumeur siège sur la face postérieure, elle est limitée. Il n'y a pas à hésiter, il faut opérer. C'était absolument les indications que nous avions rencontrées chez la malade, qui fait le sujet de notre première observation. Avec les moyens dont nous disposons aujourd'hui, il est facile de se rendre maître du sang, et l'opération, telle que nous l'avons exécutée, d'après les données du professeur Verneuil, est bonne. Sans doute, elle ne guérit pas complètement le malade, et la récidive est à peu près fatale, mais nous procurons toujours un énorme soulagement. Piéchaud, qui a réuni 103 observations de ce genre, dans lesquels les patients s'étaient rétabli, a trouvé relativement à la récidive les chiffres suivants :

— 9 —

Survie constatée dans le courant de la 1re année   69
    —   —   après 2 ans...............   15
    —   —   après 3 ans...............   2
    —   —   après 4 ans...............   5
    —   —   après 5 ans et plus.........   5

Le même auteur a réuni 118 cas comme le nôtre, c'est-à-dire sans adhérences, ou supposé sans adhérences, et sur ces 118 cas, il y a eu

76 guérisons, soit 64,40 o/o.
 5 résultats douteux.
 3 récidives immédiates.
34 morts, soit 28,81 o/o.

Il est vrai de dire que le travail de cet auteur remonte à 1883; dès lors dans nombre d'observations, les précautions antiseptiques devaient avoir été fort mal prises, de là une mortalité un peu trop forte.

(*b*) La tumeur occupe la région antérieure, elle a des adhérences avec les organes génito-urinaires. En pareille circonstance, nous croyons l'opération absolument contre-indiquée. « Il est bien évident que le chirurgien pourrait matériellement et sans rencontrer de trop grandes difficultés opératoires, enlever en même temps que le rectum, la prostate, une partie de la vessie ou la paroi postérieure du vagin, et cela a été fait, mais ce sont là des audaces chirurgicales plus nuisibles qu'utiles, et que je ne saurais approuver. » (Tillaux, *Chirurgie clinique*, t. II, p. 653.)

Nous nous rangeons entièrement à l'avis du savant chirurgien de l'Hôtel-Dieu et c'est ici le lieu de rappeler le vieil adage : *Primo non nocere.*

2° Le néoplasme remonte très haut, sur le rectum, mais il est limité (cancer annulaire).

Récemment encore, nous ne pouvions traiter ces malades, qu'en leur imposant une infirmité des plus dégoûtantes : l'anus contre nature. Depuis ces dernières années, la chirurgie s'est enrichie de deux procédés nouveaux. L'un consiste à aborder la partie malade par la région sacro-coccygienne, avec résection osseuse, mais conservation totale de la région sphinctérienne. Cette méthode porte couramment en Allemagne le nom d'opé·ration par la voie sacrée, elle est due à Kraske, de Fribourg. L'autre, mis en usage par notre excellent maître Terrier, en décembre 1888, permet la résection avec moins de délabrement, puisque l'opération se fait par les voies naturelles.

(A) Procédé de Kraske. Nous empruntons la description de ce procédé à la communication faite par Routier, à la Société de chirurgie, séance du 30 octobre 1889, et a du reste été publié *in extenso* dans les *Arch. f. Klin. Chir. von Langenbeck.* (t. XXIII, p. 503.)

« Malade dans le decubitus latéral droit. Incision sur la ligne médiane du milieu du sacrum à l'anus, jusqu'à l'os. Mise à nu de l'os sur son bord gauche. Section des ligaments ischio-sacrés jusqu'au bord supérieur du troisième trou sacré. » Alors Kraske extirpe le coccyx, fait sauter au ciseau le bord gauche du sacrum jusqu'au troisième trou sacré, puis met le malade sur le dos. Il fend verticalement la portion saine du rectum au-dessus du sphincter, ce qui cependant n'est pas indispensable, coupe transversalement le rectum au-dessous du cancer, puis abaisse la partie supérieure de l'intestin, ouvrant le péritoine si le cancer est haut, résèque le cancer et suture le bout supérieur de l'intestin au bout inférieur, dans les deux tiers antérieurs de leur circonférence, sans fermer non plus la fente verticale de celui-ci, laissant ainsi un anus contre nature postérieur qu'il fermera plus tard. »

(B) Procédé de Terrier. — Le chirurgien de Bichat décrit comme suit son procédé. (Société de chir. Bulletins, 1889, p. 693.)

« Le malade anesthésié est placé dans la position de la taille, les parties sont incisées en arrière de l'anus au coccyx. Le rectum largement ouvert en arrière, une incision circulaire sépare les parties saines des parties malades situées au-dessus. Les parois rectales sont alors décollées, de manière à faire descendre la tumeur aussi bas que possible. Deux pinces courbes sont placées au-dessus du néoplasme, puis toute la partie malade excisée Il reste à suturer la partie supérieure du rectum, avec

la partie inférieure ano-rectale saine aussi ; il est bon de suturer aussi le sphincter ouvert en arrière. »

Ces deux nouveaux modes d'intervention sont précieux, car
ils permettent d'aller atteindre des cancers très élevés et de
plus, ils conversent le sphincter. Il est vrai de dire que souvent
celui-ci ne fonctionne pas d'une façon absolue et qu'il per-
siste parfois des fistules. Néanmoins c'est là une véritable con-
quête de la chirurgie qui peut aujourd'hui obtenir une guérison,
temporaire sans doute, mais complète, là où naguère encore,
on était obligé de créer une véritable infirmité. Malheureuse-
ment, ces opérations ne sont applicables qu'à un fort petit
nombre de cas. Nous ferons remarquer en passant que ces
manœuvres amènent souvent l'ouverture du cul-de-sac recto-
péritonéal, fait de peu d'importance, lorsque les précautions
antiseptiques sont rigoureusement prises, on remédie ensuite
par la suture à cette ouverture.

3° Le néoplasme sans remonter à des hauteurs inaccessibles,
et sans atteindre le cul-de-sac péritonial, a des adhérences profondes.

A cette forme correspond notre deuxième observation. Il est
évident alors que l'on ne peut songer à extraire la tumeur,
l'extraction serait en effet fatalement incomplète ; or, en bonne
et saine chirurgie, les opérations incomplètes sont absolument
condamnables dans les cas de ce genre. Cependant le malade
souffre et demande instamment à être soulagé ; c'est aux cas de
cette nature que s'adresse la *Rectotomie linéaire*. Il ne s'agit
pas ici d'une opération curative, mais bien d'un moyen palliatif
destiné à s'opposer à un symptôme clinique bien net : la rétention des matières. L'opération est du reste des plus faciles
comme exécution :

Le sujet étant dans la position de la taille, avec le couteau
du thermo-cautère on fend les tissus depuis le coccyx jusqu'à
l'anus ; on arrive ainsi sous le néoplasme, et l'on pousse en arrière de lui, à travers les tissus de la région postérieure du
rectum, une forte sonde cannelée, qui va ressortir au-delà de
la limite supérieure du néoplasme. Les parties voisines sont
alors protégées à l'aide d'un chausse-pied en corne et la tumeur
fendue dans toute sa longueur avec le couteau de Paquelin ;

On pratique ainsi, à travers toute la masse morbide, une large fente, qui fait immédiatement cesser les symptômes de rétention.

4° Le néoplasme remonte à des hauteurs inaccessibles.

Avec nombre de chirurgiens noùs croyons, Messieurs, qu'il faut avoir recours ici aux moyens palliatifs. Il faut surveiller l'alimentation, faire prendre au malade des substances qui, comme le jus de viande, le lait, laissent le moins de résidu possible, aider au cours des matières par des laxatifs doux, et faire par le rectum des lavages quotidiens, en introduisant aussi haut que possible une sonde œsophagienne, par laquelle on poussera des injections boriquées ou chloralées, dans le but, dit Tillaux, de délayer les matières et aussi de modifier la muqueuse fréquemment ulcérée au niveau de l'obstacle.

Mais il arrive dans certaines circonstances que ces moyens sont insuffisants et que les douleurs sont trop violentes ; le patient affaibli par de continuelles épreuves, demande à l'art un soulagement à ses misères. C'est alors que s'impose l'ouverture de l'intestin au-dessus du rectum, autrement dit : la création d'un anus artificiel.

On a beaucoup discuté dans ces dernières années pour savoir s'il fallait donner la préférence à l'anus pratiqué dans la fosse illiaque, suivant la méthode de Littre, ou à l'anus pratiqué dans la région lombaire, suivant la méthode de Callisen. Pour nous, Messieurs, il n'y a pas d'hésitation possible, la méthode de Littre est la seule acceptable, et voici pourquoi. D'abord, l'opération dans la fosse illiaque est beaucoup plus facile, elle est à la portée de tous les praticiens ; au contraire, l'opération de Callisen demande un chirurgien de profession. De plus, et c'est là, suivant nous, la raison capitale, lorsque vous établissez un anus contre nature, vous créez une infirmité des plus répugnantes. Or, si le patient revient à la santé, et les cas de survie pendant un certain nombre de mois ne sont pas rares, il pourra prendre lui-même avec l'anus illiaque les soins de propreté que nécessite son état, tandis qu'avec l'anus lombaire il lui faudra constamment quelqu'un pour cette besogne répugnante. La colotomie iliaque, suivant les circonstances, se pratique en un temps ou en deux temps.

(A) Colotomie en un temps. Procédé de Verneuil.

Le manuel opératoire de l'opération de Littre a été modifié par Verneuil, à une leçon duquel nous empruntons, en l'écourtant un peu, la description suivante. (Voir *Semaine méd.* 1885, page 90.)

Premier temps. — Ouverture de l'abdomen.

« Le malade étant couché sur le dos, la tête basse, les cuisses étendues, on trace, sur le côté gauche de l'abdomen, préalablement rasé et lavé, une ligne parallèle à l'arcade crurale, et dans la direction de cette arcade ; l'incision commencée à la hauteur du milieu du ligament, se prolonge vers l'épine iliaque antéro-supérieure, dans une étendue de sept à huit centimètres. Avec le bistouri, en dédolant, on coupe jusqu'au péritoine, en ayant soin de faire une hémostase exacte Le péritoine est ouvert à son tour, et pour être sûr de comprendre plus tard le péritoine dans la suture pariéto-intestinale, on saisit le contour de l'incision pratiquée sur lui, avec six pinces hémostatiques, une à chaque extrémité, deux sur chaque bord ; on les renverse en dehors, et elles s'étalent en couronne sur le ventre et le haut de la cuisse. »

Deuxième temps. — Découverte et traction de l'intestin en dehors.

« La recherche de l'S iliaque est d'autant plus facile que dans la majorité des cas, l'intestin s'offre de lui-même à la vue. Si par hasard une anse d'intestin grêle se présente, on la refoule doucement en haut, et au-dessous d'elle, exactement dans le sinus formé par la fosse iliaque interne et la paroi abdominale, on trouve « le gros intestin » facilement reconnaissable à ses faisceaux de fibre longitudinale. Il suffit de faire saillir au-dehors l'anse intestinale dans les trois quarts de sa circonférence, le quart restant, qui correspond au mésocôlon servira à constituer l'éperon. On attire donc doucement l'intestin jusqu'à ce qu'il forme au-dessus du plan de la peau une saillie du volume de la moitié d'un œuf de poule, et pour l'empêcher de rentrer dans l'abdomen, on le transfixe à sa base avec deux longues aiguilles à acupuncture, lesquelles abandonnées à elle-même reposent sur la paroi du ventre et retiennent l'intestin jusqu'à l'achèvement des sutures. »

Troisième temps. — Fixation de l'intestin.

« Il consiste à appliquer avant d'ouvrir l'intestin une série circulaire de sutures métalliques, qui comprennent dans leur épaisseur les parois de l'abdomen, le péritoine et l'intestin pris à la base de la partie herniée, à mesure que les fils sont placés, on supprime les pinces hémostatiques qui tiennent le péritoine, et enfin les aiguilles qui fixent l'intestin. Enfin on ferme les sutures. »

Quatrième temps. — Ouverture de l'intestin.

« Elle se fait par la résection de la portion herniée de l'anse, laquelle comprend les trois quarts environ de la circonférence de l'S iliaque. La section se fait environ à 3 ou 4 millimètres en dehors de la ligne des sutures, de sorte que l'ouverture est bordée par une petite collerette de la paroi intestinale. L'intestin étant épaissi et très vasculaire, il faut le sectionner au thermocautère chauffé au rouge sombre, en évitant de toucher à la portion qui reste dans la plaie pour former éperon.

« Le pansement est des plus simples, il consiste à appliquer sur la paroi abdominale, une compresse de gaze pliée en plusieurs doubles et trempée dans l'eau phéniquée ; à son centre est une ouverture circulaire répondant à l'anus artificiel. Sur ce dernier, on pose une petite éponge imbibée d'un liquide antiseptique ; par-dessus, une pièce d'ouate, un taffetas gommé et un bandage de corps pour maintenir le tout. On laisse les sutures tomber spontanément. »

On a reproché à ce mode d'intervention de favoriser le développement de phlegmons circulaires, autour des points de suture, et Verneuil lui-même a signalé la possibilité de cette complication. Elle est facile à éviter, dit le professeur de la Pitié, en se servant d'aiguilles très fines pour faire la réunion, et en surveillant les points de suture de manière à enlever ceux qui provoquent l'inflammation ou à arrêter de suite cette dernière à l'aide de quelques séances de pulvérisation phéniquée.

De cette méthode, nous devons rapprocher celle qui a été préconisée par Maydl, de Vienne, et dans lequel l'opération est faite en deux temps.

(*b*) Procédé en deux temps, ou de Maydl, de Vienne.

Incision au-dessus de l'arcade de Fallope, ouverture de la cavité abdominale, l'intestin est alors saisi et attiré en dehors jusqu'à ce que le mésentère apparaisse.

Alors, commencent une série de manœuvres spéciales ; le mésentère est perforé au ras de l'intestin, et dans ce trou on fait passer une tige rigide bien aseptique, bougie exploratrice, tuyau de plume d'oie enveloppé d'une bande de gaze iodoformée. Cette tige repose par ses deux extrémités sur la paroi abdominale, pendant que sa partie médiane soutient l'anse intestinale et l'empêche de rentrer dans l'abdomen. Les deux bouts de l'anse sont alors fixés l'un à l'autre au-dessous de la tige rigide par deux séries de points : l'une antérieure, l'autre postérieure. L'intestin est alors abandonné dans la plaie entourée et protégée par de la chiffonnette iodoformée.

Au bout de cinq à six jours, Maydl pratique au thermo-cautère une incision transversale, dans un tiers de la circonférence de l'intestin, et cet orifice permet l'issue des gaz, dont l'émission suffit pour soulager le patient. Au bout de quatorze jours, il rase tout ce qui reste de l'intestin *au-dessus* de la tige, perforant le mésentère. On peut alors suturer à la peau, les bords de l'intestin pour éviter de rendre plus difficile sa rétraction secondaire.

Telle est cette opération en deux temps que Maydl a décrit *in Centralblat f. chir.* 1888, bien qu'il l'ait employée pour la première fois en 1884.

P. Reclus, qui le premier l'a employée chez nous, n'a pas tardé à la modifier.

(*c*) Procédé de Reclus. — L'abdomen étant ouvert, l'intestin attiré au-dehors, le mésentère est traversé par un bout de sonde entouré de gaze iodoformée ; celui-ci est alors fixé sur l'abdomen par un peu de collodion ; pas de sutures.

Au quatrième ou cinquième jour, l'anse intestinale est débridée, puis excisée au dixième.

Tels sont, Messieurs, les procédés qui nous permettent de créer un anus artificiel ; il est évident, que ces diverses méthodes, ont des indications bien différentes.

L'opération en un temps, préconisée par Verneuil, s'impose en général dans les cas d'obstruction aiguë ; dans les cas chroniques au contraire, il est bien préférable de pratiquer l'opération en deux temps, qui rend impossible l'inoculation de la séreuse par des matières septiques. Comme le fait remarquer Reclus, le procédé de Maydl, tel qu'il l'a modifié, peut fort bien être exécuté, en anesthésiant la région à la cocaïne. Par sa facilité, sa rapidité et sa bénignité, la création d'un anus iliaque en deux temps, est devenu dès lors, une opération à la portée de tous les praticiens, et on ne saurait trop insister pour vulgariser semblables procédés.

Imprimerie F. MARION, Grande-Rue, à Gannat.